RECHERCHES

SUR

L'AFFECTION TUBERCULEUSE

DES OS

IMPRIMERIE DE Ve DIDOT,
13, rue des Maçons-Sorbonne.

RECHERCHES

SUR

L'AFFECTION TUBERCULEUSE

DES OS

PAR

A. NÉLATON, D. M.,

Interne des hôpitaux ; Membre de la Société anatomique
et de la Société médicale d'observation.

PARIS,
MÉQUIGNON-MARVIS PÈRE ET FILS,
LIBRAIRES-ÉDITEURS,
13, rue du Jardinet.

1837

Planche 2.

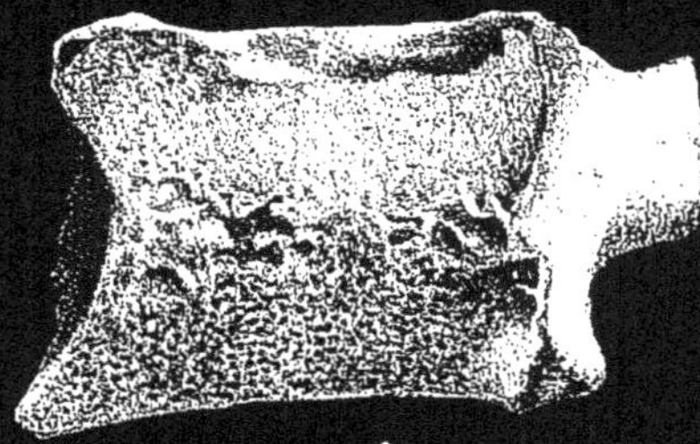

1

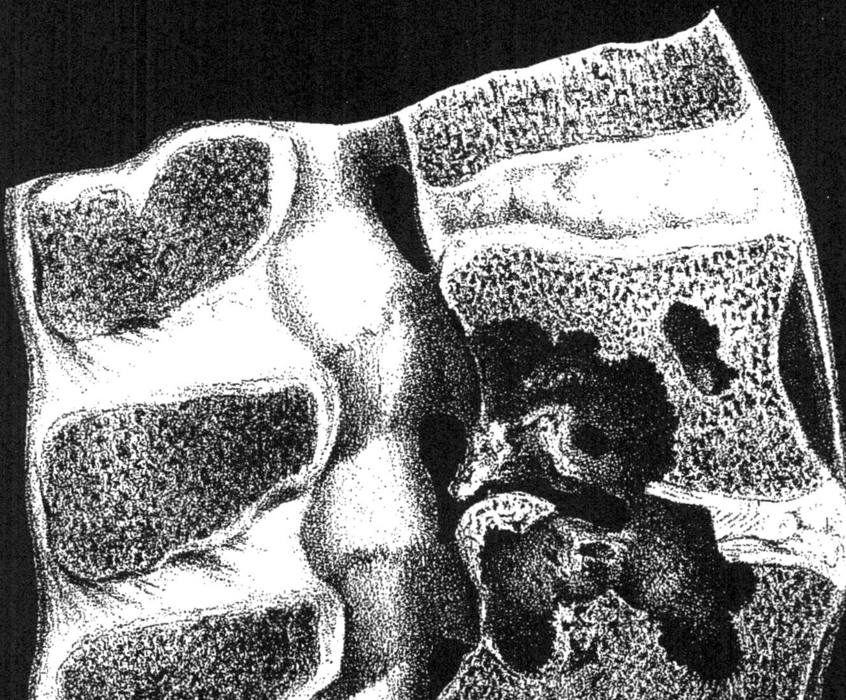

2.

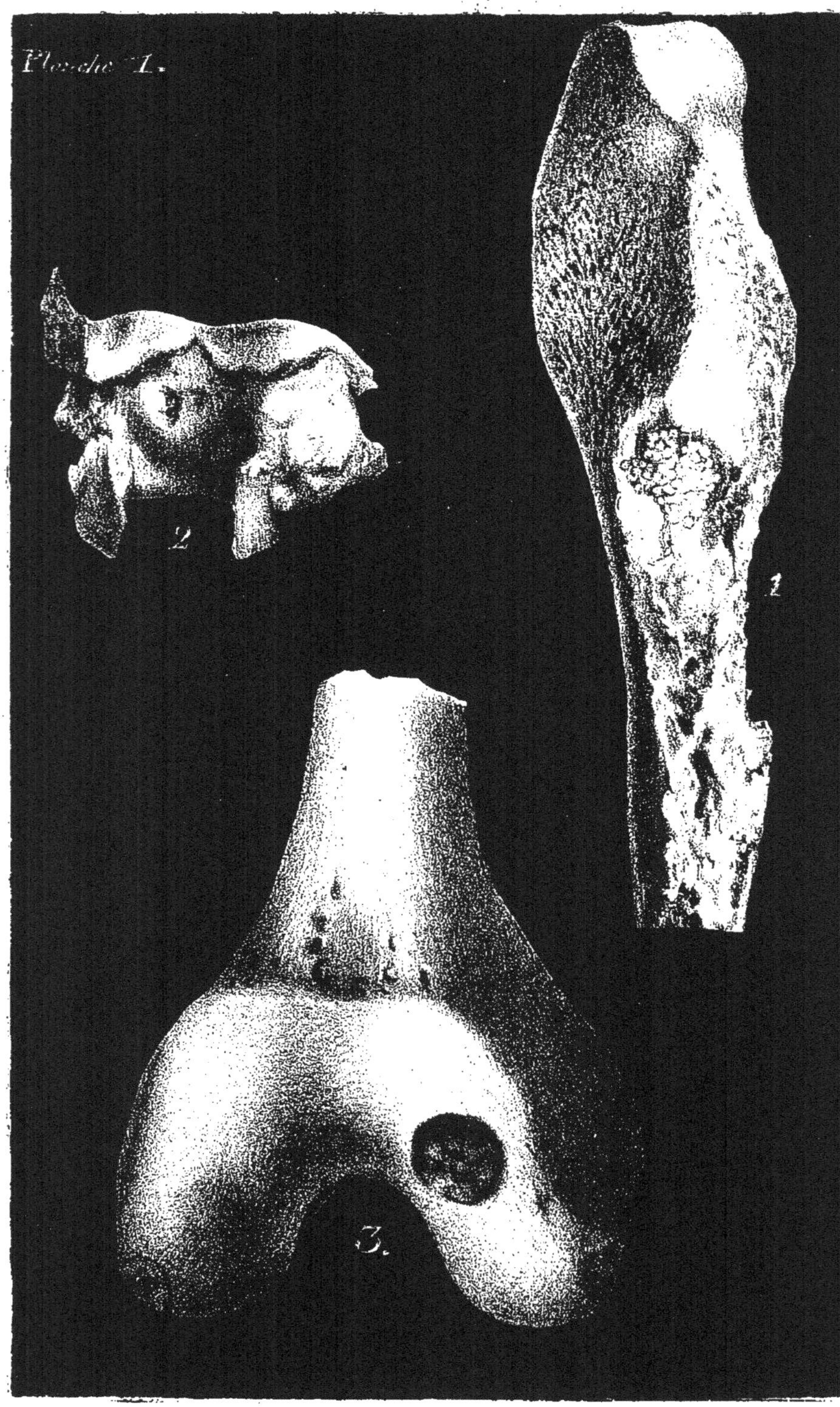
Planche I.
2
1
3.

RECHERCHES

SUR

L'AFFECTION TUBERCULEUSE

DES OS.

L'AFFECTION tuberculeuse des os, connue dans presque tous les temps par quelques médecins, et en même temps ignorée du plus grand nombre, est une de ces maladies dont on chercherait vainement la description dans les traités dogmatiques de chirurgie. Indiquée plutôt que décrite sous vingt noms différens, confondue avec la plupart des altérations du tissu osseux, surtout avec la carie, elle a plutôt été l'objet des explications théoriques de chaque époque que de recherches propres à faire découvrir ses caractères essentiels.

Ce que *Bayle* et *Laennec* ont fait pour le poumon

(l'histoire naturelle de l'évolution tuberculeuse) est presque tout entier à faire pour le tissu osseux. C'est là le point de la pathologie des os que j'ai cherché à traiter spécialement dans cette thèse.

Bien qu'un travail de cette nature doive se puiser dans les amphithéâtres de dissection, et non dans les bibliothèques, je n'omettrai point cependant de rendre hommage aux savans de tous les âges dont les écrits font au moins présager l'avenir de la science sur le point qui m'occupe. Une courte notice bibliographique rappellera les travaux qui m'ont paru les plus importans.

J'ai déjà indiqué que l'affection tuberculeuse des os avait été connue dans les temps les plus reculés, bien qu'on pense généralement le contraire ; il me suffira, pour justifier cette assertion, de citer quelques passages empruntés aux auteurs anciens.

Galien s'exprime ainsi sur ce sujet (1) : « Nonnulli « aut existimant spinam in posteriorem partem per- « verti ubi in eâ fuerint *cruda tubercula, magna, dura* « *ac diuturna*, quorum onere vertebræ in posterio- « rem partem compellantur... Sed à *crudis tuberculis* « spinam in priorem partem converti *Hippocrates* « ipse paulò post docebit. » On voit qu'il n'hésite pas

(1) *Galeni* in *Hippocratem* de Articulis commentarius tertius (Vido Vidio interprete); de Spinæ vertebris, § 2, t. IV, p. 269.

à reconnaître comme cause de gibbosité l'affection tuberculeuse. Bien que le mot φυματα, *tubercula*, soit employé par les Grecs pour exprimer toute espèce de tumeurs, on ne saurait douter qu'il attache à ce mot la même signification que nous. En effet, il a soin de lui adjoindre les épithètes *crudiora*, *dura*, *diuturna*, pour les distinguer des autres tumeurs inflammatoires; en outre, il se sert des mêmes mots quelques lignes plus loin, pour indiquer chez les mêmes sujets affectés de gibbosité l'existence des tubercules pulmonaires.

Marc-Aurèle Sèverin se prononce d'une manière non moins claire sur la nature de la lésion qui cause la gibbosité, lorsqu'il dit : « Sed spectatis causis alii « gibbi ex casu, alii ex *tuberculo*, quæ tubercula *fri-* « *gidiora*, *mitia*, *coctiora*, *dura*, *crudiora*, vel in cervice « constiterunt, vel in thorace, vel in lumbis atque « etiam, inferiùs. » (*De gibbis*, *valgis et varis*, cap. II.) Et plus loin, cap. III : « At equidem secuturam « gibbosin à *tuberculo* semper verum contendo, si res « solùm intelligatur ad sententiam *Galeni*, qui com- « mentario tertio de Articulis procreationem gibbi « necessariam retulit ad *una vertebrarum tubercula*, « non autem ad tuberculum pulmonis, quod falsò « credit *Mercurialis* (1).

(1) *Marcus-Aurelius Severinus*, de Reconditâ abscessuum naturâ (Neapoli, 1632, 4).

Je ne puis m'empêcher de citer quelques passages extraits

En 1735, nous trouvons dans une dissertation de *Traugott Gerber*, soutenue sous la présidence de

du même Traité, qui montrent quel était l'état de la science, sur les gibbosités vertébrales, cent cinquante ans environ avant la publication des Mémoires de *Pott* sur cette maladie. « Alia spinæ emotio ex ambabus partibus, alia ex alterutrâ, nonnulla cum nervi *sentientis* atque *moventis læsione*, nonnulla sine nervi læsione. » (Cap. II, loc. cit.) Cap. IV : Primùm igitur functionibus animalibus incommodant spinæ subversiones, sive quidem *sensûs*, sive liberi motûs, officinas evolvas et utrisque quidem noxa est ubi *compressum experta est medulla.* »

Les symptômes de la maladie sont exposés avec le plus grand soin; il décrit même les symptômes qui appartiennent à l'affection des régions cervicale, dorsale et lombaire, et l'on retrouve dans cette description presque tous les détails consignés dans les traités les plus modernes. Quant au traitement, il recommande l'application du cautère actuel sur les côtés de la gibbosité, et il cite sept auteurs qui en prescrivent l'usage. En tête de son énumération se trouvent *Albucasis*, *Avicenne*, *Jean Sérapion*. Dans le cas où le malade serait effrayé par le fer rouge, il conseille un moyen de cautérisation qui est, dit-il, plus commode pour le malade et le chirurgien. « Non minùs efficax inurendi forma per fomitem à me vocata, et in eodem opere pyrotechniæ medicæ à *Prospero Alpino* descripta. » Plus loin, en parlant de ce moyen, il dit : « Quem *fonticulum* vulgò nuncupamus. » C'est donc à tort que l'on attribue à *Pott* la gloire d'avoir le premier bien décrit cette maladie, et surtout d'avoir indiqué le rapport qui existe entre la déformation de l'épine et la paralysie. Cette erreur est d'autant moins concevable que *Pott*

Platner le père, plusieurs passages qui montrent que l'existence des tubercules vertébraux était généralement connue, et qu'on lui attribuait la production des gibbosités. En parlant d'un enfant traité par *Wedelius* (1), et qui guérit en conservant une saillie anguleuse de l'épine, il dit : « Verò enim simile videtur hunc puerum ex *tuberculis intùs enatis* « gibberosum factum fuisse, tandemque paralyti- « cum... »

Dans un autre endroit, il précise davantage : « Si « itaque puero spina in aliquam partem inclinari cœ- « pit, et omoplatæ non suo loco sunt, ad mali origi- « nem animum medentis intendi oportet; si enim « corpus aliis morbis obnoxium est et valdè imbe- « cillum, si puerum tussis vexat, et suspicio est

lui-même ne présente aucun de ces faits comme nouveau. « La maladie dont je vais parler est, dit-il, communément appelée paralysie, parce qu'elle consiste dans l'abolition totale ou partielle de la faculté de se servir des membres inférieurs, et même quelquefois de les mouvoir, par l'effet, comme on le suppose généralement, d'une courbure de quelque portion de l'épine. » (Remarques sur cette espèce de paralysie des extrémités inférieures qui accompagne souvent une courbure de l'épine. *Pott,* Œuvres chirurg., t. III, p. 75, trad. franç., 1792.)

(1) Éphémérides des Curieux de la nature, decade I, année II, obs. 230, p. 332.

« *spondylos ab intus delitescentibus tuberculis emotos* « *esse* (1). »

Enfin, pour terminer ces citations, je me bornerai à indiquer que l'on trouve dans le même recueil de *Platner* une dissertation dont le titre seul suffirait pour démontrer jusqu'à l'évidence que de son temps on regardait l'affection tuberculeuse des vertèbres comme la cause des gibbosités. Cette dissertation a pour titre : DE IIS QUI A TUBERCULIS GIBBEROSI FIUNT (2). L'auteur décrit une colonne vertébrale qui présente une gibbosité dans la région dorsale, et il donne deux planches représentant cette pièce : l'une montre la saillie des apophyses épineuses des vertèbres détruites; l'autre représente la face antérieure de la colonne vertébrale. On y voit, vers le milieu de sa hauteur, un enfoncement produit par la destruction presque complète du corps de quatre vertèbres ; il ne reste plus que les apophyses des cinquième et sixième vertèbres dorsales.

Comment se fait-il que des notions aussi positives aient été perdues pendant si long-temps? C'est que les sciences ne progressent pas simultanément dans

(1) *Zacharias Platner*, Dissertatio de Thoracibus, décade XXIX, julii 1735, respondente *Traugott Gerber*.

(2) Prolusio XXII, Panegyri *Ernesti Frederici Haacke*, décade XXVII, aprilis 1743, præmissa. *Zacharias Platner*, Lipsiæ, 1749, tome II, p. 204 et subs.

toutes les parties; l'intérêt se déplace, se porte sur de nouvelles questions, et l'oubli frappe de la sorte les travaux les plus importans. Les temps d'arrêt peuvent durer long-temps; ainsi, l'histoire des tubercules des os a été abandonnée pendant près d'un siècle.

Une nouvelle période commence en 1816 : *Delpech* (1) soulève la question, qu'il croit neuve, et plus tard il se plaint amèrement (2) que ses contemporains ne rendent pas justice à sa découverte. N'eût-il pas été prudent de s'assurer qu'il ne commettait pas la même faute envers ses devanciers? Toutefois, nous devons reconnaître que *Delpech* a la gloire d'avoir rappelé l'attention sur cette maladie; ce qui est regrettable, c'est qu'il se borne le plus souvent à de simples indications. Les planches mêmes qui accompagnent son traité de l'Orthomorphie ne peuvent que donner une idée fort imparfaite des tubercules vertébraux. En développant ses descriptions, *Delpech* eût été amené à de nouvelles recherches, puis à généraliser sa pensée; il eût vu ce qu'il n'a fait qu'entrevoir, et peut-être même que soupçonner, que les tubercules jouent un rôle fort important et presque complètement ignoré dans l'étude des maladies du tissu osseux.

(1) Traité des maladies réputées chirurgicales, t. III, p. 645 et suiv.

(2) *Delpech*, Orthomorphie, art. XI, § XCIX, t. I, p. 240.

De tous les travaux publiés sur cette affection, le plus important et à la fois le plus récent appartient à M. *Nichet*, chirurgien de l'hôpital de la Charité de Lyon. Son mémoire, publié en 1835 (sur la nature et le traitement du mal vertébral de *Pott*), est divisé en deux parties : la première renferme dix-sept observations, dont l'auteur fait ressortir les principaux traits, et qu'il fait suivre de réflexions ; la seconde se compose d'une série de conclusions. Quelques-unes de ces conclusions ne découlent pas nécessairement de la première partie du travail. Il est donc probable que M. *Nichet* a pu puiser les élémens de son jugement en dehors des dix-sept cas qu'il rapporte, ce qui donne à quelques passages au moins une apparence de contradiction ; j'aurai plus tard l'occasion de développer cette idée. Après avoir rapporté la gibbosité au tubercule, M. *Nichet* cherche à expliquer le mécanisme de l'incurvation de la colonne. Cette partie se fait surtout remarquer par la clarté et la précision des détails. Si l'auteur eût décrit, au lieu d'indiquer, l'infiltration tuberculeuse, il eût, comme *Delpech*, évité quelques erreurs qu'il a commises pour avoir confondu dans la même description le tubercule enkysté et l'infiltration tuberculeuse. Mais de tels reproches sont plutôt faits dans l'intention de préparer aux idées que je vais avancer, que pour critiquer les travaux importans que je viens de citer. Je dois en outre prévenir que si je me suis attaché, dans le cours de ce travail, à réfuter plusieurs des opinions de M. *Nichet*, c'est par cela même que son mémoire est le seul qui me paraisse devoir faire autorité dans la science; les autres travaux échappent d'ailleurs à la critique, par le défaut de précision dans les détails et le vague de leur conclusion.

D'après ce court historique de l'affection tuberculeuse des os, on peut voir :

1° Que la connaissance de cette maladie remonte à une époque fort éloignée de nous, bien que les auteurs aient plutôt indiqué que décrit.

2° Que la gibbosité a toujours été le point de départ de leurs recherches, et que presque tout ce qu'ils ont dit s'applique exclusivement aux tubercules vertébraux.

S'agit-il donc aujourd'hui d'étudier encore un accident d'une maladie, telle qu'une gibbosité, ou la paralysie des extrémités inférieures, et de faire jouer un rôle purement mécanique au tubercule? S'il est pour les os comme pour le poumon une phthisie tuberculeuse, c'est sa physionomie qu'il faut saisir d'abord; les faits locaux viendront ensuite pour expliquer chaque symptôme; or, pour atteindre ce but, il ne suffit pas de dire : les os peuvent être affectés de tubercules; ce qu'il faut faire, c'est une histoire générale de l'évolution des tubercules du tissu osseux.

Dans les os, comme dans les poumons, l'affection tuberculeuse se présente sous deux formes bien différentes : tantôt la matière tuberculeuse se trouve rassemblée en un ou plusieurs foyers creusés dans l'épaisseur du tissu osseux (*tubercules enkystés*); tantôt elle est infiltrée dans les cellules du tissu spongieux (*infiltration tuberculeuse*). On verra plus tard que cette distinction des deux variétés est un point capital dans l'histoire de la maladie qui nous occupe ; que sans une étude séparée de chacune de ces deux formes il est impossible de comprendre les principaux phénomènes qu'elle nous présente.

Ces deux formes ont des caractères anatomiques qui peuvent les différencier à toutes les époques de la maladie, de sorte qu'il est toujours facile, quel que soit le degré d'altération des tissus, de se prononcer sur la nature de la lésion organique et d'en déterminer la variété.

§ Ier. — Première forme.

Tubercules enkystés.

Cette variété a fixé seule l'attention des auteurs.

Lorsqu'on examine un tubercule cru du tissu osseux parvenu à son entier développement, voici ce que l'on observe : au centre du tissu osseux, le plus ordinairement dans le tissu celluleux, se présente une cavité close de toutes parts, contenant une matière d'un blanc opaque, tirant sur le jaune, qu'on ne saurait mieux comparer qu'à du mastic de vitrier. Cette matière n'est douée d'aucune élasticité, ainsi qu'on peut le constater en lui imprimant quelques dépressions superficielles qui ne disparaissent point par la réaction du tissu qui a été comprimé; elle ne contient aucune parcelle osseuse (à moins de complications), présente quelquefois de légères marbrures plus blanches ou légèrement grises; elle n'est point formée de couches concentriques, se délaie sans se dissoudre dans l'eau, de manière à former des grumeaux flottant d'abord dans le liquide, mais qui ne tardent pas à se précipiter au fond du vase. Je n'ai pu m'assurer si cette matière est entièrement semblable, pour sa composition chimique, à celle qui forme les tubercules des autres organes, du poumon ou du cerveau, par exemple; s'ils contiennent une proportion plus considérable de phosphate de chaux.

Cette matière est contenue dans un kyste qui tapisse toutes les anfractuosités que présente la cavité tuberculeuse. Ce kyste a peu d'épaisseur, un quart de ligne environ; il est d'abord gélatineux, transparent, mais il finit par acquérir une très-grande force de résistance. Lorsqu'on examine sa surface interne après avoir enlevé la matière qu'il contenait, on trouve cette surface blanche, inégale, tomenteuse, et pour ainsi dire combinée avec une portion de la matière tuberculeuse, qu'on ne peut enlever qu'avec peine. Examiné extérieurement, il présente souvent une couleur rosée due à un réseau vasculaire répandu à sa surface; le nombre de ces vaisseaux m'a toujours paru en rapport avec le degré de ramollissement du tubercule. De ce réseau se séparent une foule de prolongemens vasculaires qui, pénétrant dans les cellules du tissu osseux, établissent une adhérence, facile à rompre, entre le kyste et les parois de la cavité qui le contient.

Lorsqu'après avoir soumis ce kyste à une macération de plusieurs jours, soit dans l'eau, soit dans l'alcool, on cherche à reconnaître sa texture, on voit qu'il est entièrement formé de filamens blancs, fibreux, inextensibles, entrelacés dans tous les sens (comme feutrés), et représentant, dans des proportions plus petites, la texture des capsules articulaires.

L'excavation creusée dans la substance de l'os par la production accidentelle tuberculeuse peut être limitée dans toute sa périphérie par des parois osseuses; telle est la disposition la plus simple et en même temps la plus ordinaire au début de la maladie. Il existe alors une cavité plus ou moins régulièrement arrondie, quelquefois anfractueuse, offrant plusieurs arrières-cavités ou appendices qui viennent s'ouvrir dans le foyer central. Sa surface est en général assez lisse; d'autres fois elle présente une foule de petites aiguilles osseuses extrêmement déliées, presque toutes parallèles, qui se dirigent vers le centre de la cavité, et rappellent la disposition des papilles de la langue chez certains animaux carnassiers, tels que le chat, le tigre, etc. D'autres fois, ces parois sont formées par des tissus hétérogènes, tels que les tissus osseux, fibreux et cartilagineux; c'est ce qui arrive, par exemple, lorsque, par suite des progrès de son développement, le tubercule est parvenu à la surface de l'os. La cavité du tubercule, dans le point qui correspond à la perforation de la lame corticale, est formée par le périoste hypertrophié, qui adhère intimement au kyste. Lorsque le tubercule se développe dans le voisinage de la cloison cartilagineuse qui sépare l'épiphyse de la diaphyse, avant la réunion de ces deux parties, cette cloison peut être perforée; cette disposition se présente même assez souvent; l'on trouve alors vers le milieu du foyer un cercle cartilagineux auquel est fortement unie l'enveloppe de la production accidentelle. Nous aurons par la suite l'occasion de citer plusieurs exemples d'une disposition analogue.

Le tissu osseux qui limite l'excavation tuberculeuse n'a subi aucun changement bien notable; il présente seulement une légère injection formant un cercle d'une ligne de large à peu près, disposition que l'on ne peut bien constater que sur les épiphyses des os longs, et chez les adultes seulement; car chez l'enfant le tissu spongieux qui entre dans la formation des os de tout le squelette, et chez l'adulte tout celui que l'on rencontre dans les os du tronc, nous offrent normalement une coloration rouge très-intense. Du reste, ce tissu a conservé sa densité et sa texture normales. Si l'on examine attentivement la disposition des fibres ou colonnes osseuses qui marchent près des parois de la cavité, on voit que ces fibres ont conservé leur position; que celles qui, par leur direction, devaient traverser la cavité, sont brusquement interrompues à sa surface; en un mot, il y a là une excavation qui n'est pas le résultat d'un refoulement des tissus ambians, mais une véritable perte de substance, comme celle que pourrait produire un emporte-pièce.

Les tissus cartilagineux et fibreux que le tubercule rencontre dans son développement sont soumis à une semblable destruction. Je possède une pièce représentant une excavation creusée aux dépens de la troisième et de la quatrième vertèbre lombaire; cette caverne était remplie de matière tuberculeuse à l'état cru, contenue dans un kyste. Le fibro-cartilage qui sépare ces deux vertèbres correspond à peu près au milieu de la hauteur de l'excavation; les deux tiers postérieurs de ce fibro-cartilage ont entièrement disparu, tandis que le tiers antérieur est parfaitement intact; il a conservé son aspect blanc nacré; il est formé de fibres qui viennent toutes s'arrêter au niveau de la surface du kyste : dans ce point, on voit toutes les extrémités des fibres aussi nettement interrompues que si on les avait divisées avec un instrument bien tranchant (voy. pl. II, n° 2).

Ces collections tuberculeuses ont une étendue variable ; elles peuvent avoir depuis deux ou trois lignes de diamètre jusqu'à quinze et vingt lignes. Elles ne sont pas en général très-nombreuses, et il est plus commun d'en trouver une seule assez vaste que plusieurs d'une petite dimension.

Examinons maintenant les modifications que la présence d'un tubercule apporte dans les parties circonvoisines. Lorsqu'un tubercule se développe dans un os, il détermine dans le périoste et dans les couches superficielles du tissu osseux des changemens importans ; le périoste devient plus vasculaire, ainsi que la surface de l'os, dans le point le plus rapproché de la production accidentelle ; cette augmentation de vascularité ne tarde pas à être suivie de la déposition de couches osseuses de nouvelle formation ; celles-ci s'accumulent successivement, et sont toujours faciles à distinguer de l'os ancien ; jamais elles ne présentent l'aspect fibreux que nous offre le tissu osseux primitif : du reste, ce caractère des dépôts osseux n'appartient point exclusivement à l'affection qui nous occupe. C'est là le caractère spécial de tout tissu osseux de nouvelle formation, du moins pendant plusieurs années après son développement ; ainsi le cal, les os qui remplacent des séquestres éliminés, les végétations osseuses qui entourent une articulation malade. Ces dépôts de matière osseuse ne se font que dans les points recouverts de périoste ; aussi, lorsqu'un tubercule se développe dans l'épiphyse d'un os long, l'humérus, par exemple, ces incrustations osseuses s'arrêtent à la circonférence de la portion d'os recouverte par le cartilage diarthrodial ; et, pour le dire par anticipation, c'est là une des raisons pour lesquelles les tubercules développés près de l'extrémité s'ouvrent plus facilement dans la cavité articulaire qu'à la surface de l'os, dont la périphérie semble pour ainsi dire se reculer à mesure que le tubercule se développe ; car, après avoir traversé tout le tissu osseux primitif, le tubercule doit encore traverser toutes les couches osseuses de nouvelle formation ; tandis que du côté de l'articulation, aucun obstacle analogue ne se rencontre.

C'est par le dépôt de ces couches osseuses nouvelles que se fait l'accroissement des extrémités osseuses. Rien n'est plus facile à constater que ce fait ; et l'on conçoit difficilement que M. *Russel*, cité par *S. Cooper*, ait pu dire qu'il n'avait jamais vu et qu'on ne lui avait jamais montré dans une tumeur blanche une extrémité osseuse plus volumineuse que celle du côté opposé.

Telle est l'affection tuberculeuse qui a été indiquée par *Traugott Gerber*, *Frederick Haacke*, *Delpech* et M. *Nichet* ; mais n'est-il pas possible de reconnaître anatomiquement cette lésion avant qu'elle soit parvenue à ce degré de développement, d'apercevoir le point de départ de l'altération organique, pour ainsi dire la lésion élémentaire? S'il est facile, dans un tissu mou et spongieux, comme celui du poumon, dans lequel la pression exercée avec la main suffit pour faire reconnaître un endroit plus résistant et diriger les recherches, s'il est facile dans ce tissu de reconnaître les premiers rudimens de l'affection tuberculeuse, il n'en est plus de même pour les os qui peuvent recéler dans leur intérieur des productions morbides et les soustraire à nos moyens d'investigation ; c'est là probablement la cause qui nous en a dérobé la connaissance jusqu'à ce jour. D'un autre côté, on conçoit que des lésions anatomiques un peu délicates, enfermées dans un tissu qu'on ne peut diviser qu'à l'aide de la scie ou d'instrumens peu acérés, puissent facilement être détruites par les manœuvres mêmes que l'on emploie pour les découvrir. On devra donc s'y prendre de la manière suivante.

Lorsque l'on veut reconnaître si un os contient des tubercules naissans, il faut, après l'avoir dépouillé du périoste qui le recouvre, rechercher si sa surface présente quelques points plus vasculaires, formant des marbrures violacées ; examiner en même temps s'il existe quelques bosselures, même très-légères, qui ôtent à l'os sa régularité. Si l'un ou l'autre de ces signes se rencontre, il faut enlever, à l'aide d'une scie, l'écorce la plus compacte de l'os, puis détruire progressivement le tissu celluleux avec l'extrémité d'un fort scalpel, de manière à sculpter, pour ainsi dire, le tissu autour de la lésion organique.

C'est en suivant le procédé que je viens d'indiquer que je suis parvenu plusieurs fois à constater que les tubercules des os, comme ceux des poumons, reconnaissent pour point de départ la *granulation grise demi-transparente* décrite par *Laennec*, M. *Louis*, etc. Je possède le dessin d'une extrémité supérieure du fémur qui présentait un fort bel exemple de ces granulations tuberculeuses (voy. pl. I, n° 2). Au centre du tissu spongieux qui occupe la base du grand trochanter, se trouve une masse de six à sept lignes d'étendue dans tous les sens, formée par la réunion de petites granulations perlées d'une demi-ligne de diamètre, d'une couleur blanche-opaline. Plusieurs de ces granulations, surtout celles qui sont placées à la périphérie, sont entourées par une petite coque osseuse d'une ténuité et d'une transparence telles, qu'on ne l'aperçoit point à première vue; on la reconnaît seulement à la résistance qu'elle oppose lorsqu'on cherche à la percer avec la pointe d'une aiguille. Quelques-unes de ces granulations présentent dans leur centre un point jaune, opaque, indice d'une transformation commençante. Dans les interstices qui les séparent, rampent quelques vaisseaux extrêmement déliés, qui vont s'aboucher avec ceux du tissu osseux ambiant, sur lequel on observe une injection très-apparente. La surface de l'os, dans le point le plus voisin de ce dépôt tuberculeux, est doublée par une couche osseuse de nouvelle formation ; on remarque en outre une augmentation évidente de la vascularité.

Si l'on considère que ces granulations présentent une identité parfaite avec les granulations grises, généralement regardées comme le rudiment des tubercules pulmonaires ; qu'elles se rencontrent ordinairement sur des os qui, dans d'autres points de leur étendue, présentent de véritables tubercules, et chez des sujets dont les poumons en contiennent également ; qu'on ne les rencontre pas dans les circonstances opposées, on sera, je pense, autorisé à conclure que, dans les os comme dans les poumons, le tubercule cru procède de la granulation grise.

Les cloisons osseuses qui séparent chacune de ces granulations, d'abord affaiblies par absorption, ne tardent point à disparaître complètement ; un kyste analogue à celui qui se forme autour de tout corps étranger enfermé au sein de nos tissus enveloppe toute la masse, qui présente alors tous les caractères que j'ai indiqués en traitant du tubercule enkysté à l'état cru. Parvenu à ce point, le tubercule continue à s'accroître ; je n'ai jamais remarqué que son développement fût arrêté ; il est seulement retardé par la différence de densité ou de nature des tissus qu'il rencontre. Bientôt la matière contenue dans le kyste se ramollit, et tantôt ce ramollissement s'opère régulièrement du centre à la circonférence, tantôt il procède d'un point de la périphérie pour se propager à toute la masse. La collection de matière tuberculeuse se comporte alors comme un véritable abcès; elle suit les interstices cellulaires des organes jusqu'à ce qu'elle parvienne sous les tégumens, qui s'enflamment, se perforent, et laissent écouler un liquide grumeleux, composé de flocons blancs, caséeux, suspendus dans une sérosité louche. Lorsque toute cette matière est évacuée, il reste une fistule fournissant chaque jour une quantité variable de pus séreux.

Mais il est une circonstance qu'il ne faut pas perdre de vue, c'est que le fond de cette fistule correspond à l'excavation tuberculeuse creusée dans le tissu de l'os, et que les parois de cette excavation, soutenues de tous côtés par un tissu solide, ne peuvent revenir sur elles-mêmes, ne peuvent être mises en contact comme les parois souples et molles d'un abcès développé dans les autres tissus; disposition qui, s'opposant au rapprochement des parois du foyer, tend à perpétuer l'écoulement qui se fait par la fistule.

Alors commence un travail essentiellement réparateur, qui tend à combler le vide qui s'est formé dans l'intérieur de l'os; le kyste qui enveloppait la matière tuberculeuse, et dont la vascularité s'est accrue graduellement pendant le ramollissement, prend un accroissement considérable ; il s'épaissit, s'hypertrophie à tel point, qu'il finit par combler la cavité qu'il tapissait; il présente alors la plus grande analogie de structure avec les bourgeons charnus qui végètent à la surface d'une plaie; on y remarque un grand nombre de vaisseaux extrêmement déliés, presque tous parallèles, qui se portent en convergeant vers le centre de la cavité. Ce tissu, comme celui des cicatrices, perd peu à peu sa vascularité, et finit par présenter complètement l'aspect du tissu fibreux inodulaire. Telle est la terminaison la plus heureuse de l'affection qui nous occupe; mais, pour que cette terminaison puisse avoir lieu, la réunion d'un certain nombre de conditions est indispensable. Toutes ces conditions peuvent se résumer en disant qu'il faut que la matière tuberculeuse puisse se porter facilement au dehors. Ainsi, toutes choses égales d'ailleurs, la maladie tendra d'autant plus vers cette terminaison que le foyer primitif du mal sera plus rapproché de la surface cutanée. Aussi l'observe-t-on très-souvent à la suite des tubercules développés dans les phalanges, les os du métacarpe, du métatarse.

Si au contraire la matière tuberculeuse, pour se porter au dehors, doit parcourir un espace considérable, elle s'accumule progressivement; un kyste cellulo-fibreux, semblable à une fiole dont le goulot serait exactement adapté au pourtour de la perforation du tissu osseux, reçoit toute la matière tuberculeuse sécrétée, et prévient sa diffusion dans le tissu cellulaire. On ne saurait mieux faire comprendre l'aspect que présentent ces kystes, ainsi suspendus aux os par leur pédicule, qu'en les comparant pour la forme à de grosses sangsues gorgées de sang, attachées à la surface de la peau par leur suçoir. Cette comparaison, qui pourrait peut-être paraître un peu recherchée, est si vraie, qu'il est bien rare qu'elle ne se présente pas à l'esprit des personnes à qui l'on montre ces kystes pour la première fois.

Il n'est pas très-rare de voir de ces poches tuberculeuses qui, partant de la région dorsale, descendent jusqu'au petit trochanter, où elles s'arrêtent au niveau de l'insertion des muscles psoas et iliaque. Elles présentent alors des resserremens et des dilatations alternatifs, selon qu'elles sont plus ou moins comprimées par les parties voisines; quelquefois, lorsque la sécrétion tuberculeuse se fait avec lenteur, et surtout lorsqu'elle est suspendue, ces resserremens deviennent de plus en plus prononcés; le canal qui les traversait se rétrécit d'abord, et finit par s'oblitérer complètement, de manière à isoler une portion du foyer de son point d'origine. On pourrait croire alors que cette masse tuberculeuse a toujours été indépendante de l'affection du tissu osseux, mais il est presque toujours facile de se convaincre du contraire. Dans tous les cas analogues que j'ai examinés, j'ai toujours trouvé ces masses tuberculeuses suspendues au foyer principal par un cordon fibreux qui remplace le canal de communication qui les unissait.

Ces dépôts peuvent se résorber complètement, comme on voit se résorber des dépôts fibrineux après les épanchemens de sang.

Ils peuvent déterminer une suppuration dans les parois du kyste et les parties voisines, et une véritable *carie*.

On voit quelquefois de nouveaux tubercules se développer et s'accroître dans les parois mêmes du kyste tuberculeux.

En résumé, le caractère essentiel de cette variété de l'affection tuberculeuse est de produire dans les os des excavations, des destructions de tissus, sans laisser de résidu, soit des os, soit des cartilages, etc. Comment s'opère cette destruction des tissus? On voit de suite que cette question touche de trop près à la recherche des causes premières, pour pouvoir jamais être résolue d'une manière rigoureuse. Nous ne pouvons que signaler les principales circonstances de ce travail de destruction, sans rien préjuger sur sa nature intime. M. *Nichet* s'exprime ainsi sur ce point : « Il n'y a donc là qu'usure, érosion des ver-« tèbres par un corps étranger, et ce corps étranger « est le tubercule scrophuleux..... Cette perte de « substance paraît s'être faite sans inflammation, par « le seul fait du dépôt de la matière tuberculeuse et « de la pression qu'elle exerce sur l'os. »

Cette destruction serait analogue à celle que produit dans un os la pression constante d'une tumeur qui se développe dans son voisinage, analogue aux dépressions que les artères impriment normalement sur les os; telle est celle que l'on remarque sur le fémur pour le passage de l'artère crurale, sur les os du crâne pour les artères méningées, et sur la portion thoracique du rachis qui correspond à l'aorte (1).

(1) Je sais que cette explication de la courbure latérale de la colonne vertébrale n'est point admise par tout le monde, surtout depuis l'explication qui en a été donnée par *Bichat*, et la confirmation que *Béclard* semble avoir donnée à cette manière de voir, en faisant remarquer que sur des gauchers l'inclinaison latérale se trouvait transposée. Malgré toute la circonspection que doivent nous inspirer des autorités aussi respectables, je ne saurais m'empêcher de faire remarquer que si cette inclinaison latérale reconnaissait pour cause l'habitude d'incliner la colonne vertébrale à gauche dans les mouvemens que nous faisons pour soulever des fardeaux du bras droit, la courbure se trouverait précisément dans le point où la colonne se courbe pendant ce mouvement, c'est-à-dire dans la région lombaire, et non pas dans la région dorsale, qui ne jouit que de mouvemens de flexion latérale extrêmement obscurs. Si l'on se rappelle en outre que M. *Cruveilhier* dit avoir observé cette inclinaison latérale sur des fœtus avant terme, si l'on considère le défaut de symétrie des vertèbres dorsales qui correspondent au point le plus courbé de la colonne, on n'hésitera pas, je pense, à considérer la pression exercée par l'aorte comme la cause de cette incurvation.

Les sillons artériels, dit *Meckel*, sont manifestement dus aux battemens continus du vaisseau, qui, d'une part, rendent l'absorption plus énergique, et, de l'autre, empêchent la déposition de nouvelle substance nutritive. (*Meckel*, Anat. génér., t. I, p. 236.)

§ II. — Deuxième forme.

Infiltration tuberculeuse.

M. *Nichet* a entrevu cette forme de l'affection tuberculeuse, mais il ne l'a point étudiée d'une manière spéciale; il se borne à dire, dans quelques-unes de ses observations, qu'une matière caséeuse se trouvait infiltrée dans les cellules du tissu spongieux, sans chercher à découvrir quelle est la série des phénomènes qui résultent de cette infiltration, soit qu'on l'envisage sous le rapport de l'anatomie pathologique, sous le rapport des symptômes locaux ou fonctionnels, soit enfin que l'on recherche les indications thérapeutiques qu'elle peut nous fournir. Partout, dans le cours de son mémoire, cette variété de l'affection tuberculeuse du tissu osseux se trouve confondue avec celle dont je viens d'exposer les caractères. C'est même, à mon sens, le seul reproche capital que l'on puisse faire au travail de M. *Nichet*; c'est là la source de plusieurs interprétations inexactes des faits observés, et de quelques-unes des erreurs consignées dans ses conclusions.

L'infiltration tuberculeuse peut se rencontrer seule ou unie à la première variété que j'ai décrite, mais jamais elle ne lui succède; elle se présente sous deux états différens, que l'on peut considérer comme deux degrés de la même forme, et désigner sous les noms d'*infiltration demi-transparente* et *infiltration puriforme* ou *opaque*.

A. L'infiltration demi-transparente se présente sous la forme de taches d'une teinte grise, opaline, légèrement rosée et demi-transparente, formées par le dépôt dans les cellules du tissu osseux d'une matière analogue, pour l'aspect, à la matière encéphaloïde : aussi ai-je vu plusieurs fois prendre cet état des os, et principalement du corps des vertèbres, pour une dégénérescence cancéreuse. La teinte que présentent ces taches ne se fond pas par dégradation insensible avec celle du tissu osseux qui les entoure; leur circonférence se trouve nettement limitée par un changement brusque de coloration. Un jet d'eau, dirigé dans les cellules du tissu spongieux, n'en chasse pas la matière infiltrée, qui adhère fortement aux lamelles de ce tissu. Il n'en est plus de même, comme nous le verrons, à une période plus avancée de la maladie. Examinées à la loupe, ces taches laissent apercevoir dans leur intérieur des vaisseaux sanguins extrêmement déliés qui les parcourent dans tous les sens; elles sont quelquefois entourées par un cercle d'injection assez prononcé. On n'observe aucune modification dans la densité du tissu osseux, qui n'est ni accrue, ni diminuée. Si l'on examine un os ainsi infiltré après l'avoir fait macérer, afin d'enlever la matière qui obstrue ses cellules, ou après l'avoir fait brûler sur des charbons ardens, pour mettre à nu la trame osseuse proprement dite, on ne remarque aucun changement notable dans la texture de l'os, et l'on ne pourrait alors soupçonner l'affection que l'on a reconnue sur l'os avant la macération.

B. A l'infiltration demi-transparente succède l'infiltration puriforme; celle-ci se distingue de la précédente, 1° par la teinte jaune mate que présentent les portions infiltrées; 2° par l'absence de vaisseaux sanguins; 3° par l'hypertrophie interstitielle du tissu osseux. Examinons séparément chacun de ces trois points.

1° La matière infiltrée dans les cellules du tissu osseux est d'un jaune pâle, complètement opaque; elle est d'abord assez ferme, mais elle se ramollit graduellement, et devient complètement fluide et puriforme; elle peut être alors entraînée par un courant d'eau dirigé dans les cellules osseuses. Du reste, les taches d'infiltration sont aussi bien limitées que dans le cas précédent. Cet état est ordinairement confondu avec la carie.

2° Absence de vascularité. Je n'ai jamais pu, même à l'aide d'une forte loupe, découvrir aucun vaisseau sanguin traversant une de ces taches jaunes opaques. Il est toujours impossible de faire sourdre à leur surface quelques gouttelettes de sang visibles même à la loupe, en comprimant le tissu voisin, de manière à refouler le sang dans les vaisseaux vers la partie infiltrée. Cette absence de vascularité est un des faits les plus importans à noter, parce qu'il nous servira à expliquer plusieurs phénomènes capitaux, et jusqu'ici inaperçus dans l'histoire de l'affection tuberculeuse des os.

3° Nous avons vu que dans la première période de l'affection la texture de l'os ne subissait aucune modification appréciable ; il n'en est plus de même dans l'infiltration puriforme : la trame osseuse est alors modifiée d'une manière notable ; elle a subi une hypertrophie que l'on peut nommer interstitielle, car il n'y a pas augmentation dans le volume de l'os. Les lamelles qui composent le tissu spongieux sont seules hypertrophiées, et les cellules qu'elles circonscrivent rétrécies et presque complètement oblitérées. (Voy. pl. 2, fig. 1.) Le tissu ainsi modifié se rapproche beaucoup du tissu compacte par ses propriétés physiques, et surtout par sa densité. Cet état d'éburnation du tissu celluleux a été noté dans plusieurs des observations de M. *Nichet*, et j'avoue que ce n'est pas sans quelque surprise qu'après avoir lu ces observations, j'ai vu dans la seconde partie de ce mémoire, où l'auteur pose ses conclusions : « D'autres fois, « mais plus rarement, la matière tuberculeuse se

« trouve épanchée dans les petites cellules du tissu « spongieux *qui n'a subi d'autre altération qu'une di-* « *minution de consistance.* »

Cette éburnation du tissu osseux avait été vue par *Boyer*, qui ne pouvait s'en rendre compte. Il dit, en traitant de l'anatomie pathologique des tumeurs blanches : « Une chose digne de remarque, c'est que « l'on trouve quelquefois au milieu de cette destruc- « tion des portions osseuses qui ont acquis la cou- « leur et la dureté de l'ivoire. » (Traité des maladies ch., t. IV, p. 499.)

Ces portions éburnées n'étaient autre chose que des fragmens qui avaient été affectés d'infiltration avant de se séparer du reste de l'os.

On voit que je diffère complètement d'opinion avec M. *Nichet* ; cependant je me prononce sur ce point avec d'autant plus de confiance, qu'ayant fait mes recherches lorsque j'étais interne à l'hôpital des Enfans malades en 1834, et étant arrivé, à cette époque, à une conclusion complètement différente de celle que M. *Nichet* publia en 1835, je n'ai négligé aucune des nombreuses occasions qui m'ont été offertes, depuis cette publication, de vérifier de quel côté est la vérité, et je puis affirmer que je n'ai trouvé aucun fait qui ne vînt à l'appui de la proposition que j'ai avancée. Il arrive quelquefois, à la vérité, lorsqu'on examine les os du pied ou de la main, dans les cas de tumeur blanche de l'articulation tibio-tarsienne ou du poignet, que l'on trouve quelques-uns de ces os infiltrés de matière tuberculeuse ramollie, et cependant ils présentent une extrême friabilité. Si, après une macération peu prolongée, on dirige dans les cellules du tissu spongieux qui les compose un jet d'eau pour expulser toute la matière tuberculeuse infiltrée, on trouve ces os d'une texture extrêmement délicate. Les cloisons qui forment leur tissu sont comparables aux filamens déliés dont est formé le tissu réticulaire qui occupe le milieu de la diaphyse dans les os de quelques grands animaux, tels que le bœuf, le cheval, etc. Il ne reste plus à l'extérieur qu'une couche excessivement mince, formant une coque d'une extrême friabilité, et le poids de ces os n'est pas le quart de ce qu'il doit être dans l'état normal; en un mot, le tissu osseux semble raréfié, bien qu'infiltré de matière tuberculeuse. Cela est-il en contradiction avec ce que j'ai avancé sur la condensation du tissu osseux et de son hypertrophie interstitielle, dans le cas d'infiltration tuberculeuse? Je ne le pense pas. L'identité d'altération n'est ici qu'apparente : dans le premier cas l'infiltration forme l'essence de la maladie; dans le second cas, elle n'en est qu'un accident. En effet, si on ne se borne pas à un examen superficiel, on reconnaîtra d'abord que les autres os du tarse ou du carpe, bien qu'exempts d'infiltration tuberculeuse, présentent la même raréfaction de tissu ; il est donc très-probable que cette raréfaction préexiste à l'infiltration. Si maintenant nous nous rappelons que lorsqu'un os de structure spongieuse est privé de son périoste, de ses cartilages, en un mot, de son enveloppe de protection, lorsque les cellules de ce tissu, largement ouvertes, baignent dans la matière purulente, on voit graduellement cette matière s'infiltrer par une sorte de capillarité dans les mailles de ce tissu; on accordera facilement, je pense, qu'il en est de même de l'infiltration tuberculeuse dans le cas qui nous occupe, et cette infiltration est d'autant plus facile que le tissu spongieux, plus raréfié, présente des pores plus ouverts.

Revenons maintenant à l'infiltration tuberculeuse proprement dite, et recherchons quels sont les phénomènes qu'elle entraîne à sa suite. Qu'il me soit permis de dire ici, par anticipation, que la conséquence nécessaire de toute infiltration tuberculeuse dans un os est une nécrose du tissu infiltré : cette proposition est basée sur les observations suivantes.

1° Lorsqu'un os est affecté d'infiltration tuberculeuse puriforme, la portion infiltrée présente déjà, bien qu'elle ne soit pas encore séparée du reste de l'os, tous les caractères d'un véritable séquestre. On n'y aperçoit aucun vaisseau, aucun indice de la persistance de la vie.

2° L'on trouve souvent ces portions infiltrées cernées par un cercle d'élimination.

3° Il est très-fréquent de trouver des portions d'os complètement nécrosées, de véritables séquestres, en même temps que l'on trouve dans d'autres points du même os une infiltration de matière tuberculeuse.

4° Si l'on examine la structure de ces séquestres, on voit qu'ils ne représentent pas exactement la texture de l'os dont ils ont été détachés, et la modification qu'ils offrent est exactement la même que celle dont j'ai indiqué l'existence lorsqu'il n'y a encore qu'une simple infiltration tuberculeuse, c'est-à-dire une hypertrophie interstitielle. On est donc en droit d'en conclure qu'avant d'être frappé de mort, le tissu nécrosé a été envahi par cette infiltration.

On conçoit que, pour déduire rigoureusement de ces données la proposition générale que j'ai émise plus haut, il faut admettre que toujours l'infiltration tuberculeuse se termine par une infiltration purulente : or, je ne pense pas que l'on se refuse à admettre ici ce fait, surtout si l'on consulte par analogie la terminaison de l'infiltration tuberculeuse du poumon.

Cette nécrose est-elle le résultat d'une inflammation du tissu osseux, comme le pensait *Delpech?* L'analyse des phénomènes qui la précèdent ne saurait nous permettre de tirer cette conclusion : ainsi, la partie infiltrée, d'abord légèrement vasculaire, perd peu à peu sa vascularité, la trame osseuse devient plus dense et les vaisseaux cessent d'être apparens. L'on pourrait peut-être, avec plus de justesse, comparer cette mortification du tissu osseux à ce phénomène physiologique en vertu duquel s'opère, chaque année, la chute des bois chez le cerf. On sait, en effet, que par le fait même du développement que prend la base de chaque corne, les vaisseaux qui entrent dans les bois se trouvent d'abord comprimés, puis oblitérés, de manière que toute circulation dans le tissu osseux se trouvant arrêtée, la mort et chute des bois en est la conséquence.

Lorsqu'une portion du tissu osseux se trouve ainsi frappée de mort, la séquestration s'opère régulièrement, comme dans toute autre nécrose, par une série de phénomènes sur lesquels je ne crois pas devoir insister ; la maladie se trouve alors réduite à l'existence d'un séquestre contenu dans une cavité que tapisse la membrane de séquestration. Ce séquestre, véritable corps étranger, logé au sein des tissus vivans, peut être le point de départ de tous les accidens que l'on mentionne à l'occasion de la nécrose, tels que des abcès, des fistules, des suppurations abondantes, etc., etc.

D'autres fois, bien que la mortification de l'os soit évidente, la séparation peut se faire attendre long-temps : 1° parce que la cause de la nécrose, dans ce cas, est une cause que l'on pourrait presque nommer chronique ; 2° parce que l'infiltration continuant à se propager aux parties voisines, la limite entre la portion saine et la portion malade se trouve pour ainsi dire reculée chaque jour, de sorte que le cercle éliminatoire ne peut se former.

A cette circonstance se rattache un phénomène qui, bien que secondaire, est digne cependant de fixer notre attention : je veux parler de la destruction de la partie infiltrée par une véritable usure.

En effet, si la séparation de la partie nécrosée tarde à s'effectuer, le séquestre continue à rester intimement uni à l'extrémité de l'os auquel il appartient, et suit cet os dans tous ses mouvemens. Or, si, comme cela arrive assez souvent, deux séquestres se trouvent ainsi mis en contact par la destruction des parties qui les séparaient, il y a alors frottement et usure réciproque des parties contiguës. Ce fait se trouve confirmé par la forme que prennent les parties soumises à ces frottemens, et par la présence d'une quantité considérable de parcelles osseuses, semblables à du sable, qui se trouvent mêlées à la matière tuberculeuse contenue dans le kyste qui environne les fragmens.

Pour compléter l'histoire de cette forme de l'affection tuberculeuse, j'ajouterai qu'elle peut être suivie de la formation de ces kystes tuberculeux que j'ai décrits en parlant de la première forme de cette affection ; cependant, comme l'infiltration est ordinairement diffuse, qu'elle attaque souvent une étendue considérable du tissu osseux, il est plus rare de trouver des kystes aussi bien limités, aussi bien organisés que dans la première variété. Il peut de même se développer une carie consécutive et accidentelle, non pas dans la partie primitivement infiltrée, mais dans le tissu osseux qui confine à ce point.

Mais il faut savoir que cette carie, loin d'être une conséquence nécessaire de la fonte tuberculeuse, n'en est qu'un accident, et même un accident rare; on a donc tort de vouloir toujours rapprocher ces deux maladies, qui n'ont entre elles que des analogies fort éloignées.

Le tableau suivant, dans lequel j'ai rapproché les traits principaux de chacune des deux formes de l'affection tuberculeuse dans leur ordre de succession, pourra servir de résumé à ce que j'en ai dit précédemment, et faire ressortir les différences qu'elles présentent entre elles.

Tubercules enkystés.

1° Granulations grises demi-transparentes.

2° Tubercule cru, opaque, enkysté.

3° Excavation osseuse, perte de substance de ce tissu.

4° Évacuation de la cavité tuberculeuse.

5° Hypertrophie du kyste, oblitération de la cavité, guérison.

On voit que je n'ai représenté dans ce tableau que la marche la plus simple de la maladie, que la terminaison vers laquelle elle semble tendre naturellement. Mais on a déjà vu, et l'on verra surtout dans la seconde partie de ce travail, comment les circonstances locales et accidentelles peuvent empêcher cette heureuse terminaison.

Infiltration tuberculeuse.

1° Infiltration grise demi-transparente.
2° Hypertrophie interstitielle du tissu osseux.
3° Infiltration puriforme.
4° Nécrose de la partie infiltrée.
5° Séquestration. Corps étranger.

On sera peut-être étonné de trouver dans le tableau précédent l'hypertrophie interstitielle du tissu osseux placée entre l'infiltration grise demi-transparente et l'infiltration puriforme; j'ai voulu indiquer par ce classement que je considère cette hypertrophie comme un phénomène intermédiaire entre ces deux états, phénomène qui s'accomplit à l'époque du passage du premier au second degré; car nous avons vu que cette hypertrophie n'existe point encore pendant la première période, et l'on ne peut admettre qu'elle s'opère pendant la seconde, le tissu osseux étant alors privé de ses élémens de nutrition et de vie.

On voit maintenant que la première variété de l'affection tuberculeuse ne saurait être confondue avec aucune affection du tissu osseux; qu'elle a sa marche et sa physionomie particulières, et ne présente que des analogies fort éloignées avec les autres lésions organiques de ce tissu. Quant à la seconde variété, il n'est point étonnant qu'on l'ait si long-temps confondue et qu'on la confonde encore tous les jours avec la carie; cela tient à ce qu'on n'a pas précisé d'une manière positive les caractères anatomiques de la carie, et que l'on décrit sous ce nom des états pathologiques très-différens. En outre, il faut reconnaître qu'une portion de tissu celluleux infiltrée de matière tuberculeuse ramollie a bien quelque ressemblance d'aspect avec une partie cariée; mais il sera toujours facile de reconnaître l'infiltration tuberculeuse puriforme à l'hypertrophie interstitielle, à l'augmentation de densité, et à l'absence de vascularité; tandis que, dans la carie proprement dite, il y a raréfaction, ramollissement et augmentation de la vascularité du tissu osseux. Par conséquent, elles se distinguent entre elles par des états organiques qui ne sont pas seulement différens, mais bien directement opposés. La carie procède toujours de la périphérie à la profondeur de l'os; l'affection tuberculeuse, du centre à la périphérie. Rien ne serait plus facile que d'accumuler ainsi les différences que l'on observe entre ces deux maladies; mais je pense en avoir dit assez pour empêcher de les confondre.

Il est plus concevable qu'on n'ait vu dans cette maladie qu'une nécrose simple; mais, dans un cas donné, on déterminera facilement la nature de la lésion organique, en se rappelant que la nécrose simple ne fait éprouver aucune modification intime au tissu osseux qu'elle frappe de mort, tandis que l'infiltration tuberculeuse détermine préalablement une hypertrophie interstitielle.

Il est encore un autre état pathologique du tissu osseux avec lequel on confond l'infiltration tuberculeuse: je veux parler de la suppuration de ce tissu, maladie que l'on a décrite sous le nom d'inflammation de la membrane médullaire des os; l'hypertrophie interstitielle suffira encore ici pour faire éviter la méprise.

Siége de l'affection tuberculeuse.

Bien que je n'aie point traité séparément du siége des deux variétés de cette affection, il sera facile de reconnaître, d'après les données que nous avons acquises, ce qui est commun aux deux, et ce qui est propre à l'une d'elles en particulier. Toutes les parties du système osseux n'en sont pas affectées avec une égale fréquence; et d'abord on peut dire d'une manière générale qu'elle se développe presque constamment dans le tissu spongieux des os. Mais, à cet égard, il y a une remarque à faire : le tissu spongieux des os, chez un adulte, se présente sous deux états fort différens, que l'on peut désigner par les noms de tissu celluleux *adipeux*, et de tissu celluleux *vasculaire*, *sanguin*, ou simplement de tissu celluleux *rouge*. La première variété constitue les extrémités des os longs et les os courts des membres. Tous les os du tronc sont formés par la seconde; il suffit, pour constater cette différence, de comparer le tissu spongieux d'un des condyles du fémur avec celui d'un corps de vertèbre d'adulte. On trouve dans le premier cas les mailles de ce tissu remplies par une matière jaune, adipeuse; tandis que les cellules que présente le corps de la vertèbre sont remplies par une substance rouge extrêmement vasculaire, et présentant à peine une apparence graisseuse : or, c'est dans cette seconde variété du tissu celluleux des os que se développent presque exclusivement les productions tuberculeuses. Chez les enfans, cette différence entre les deux tissus n'existant pas, les os des membres, comme ceux du tronc, étant tous formés de tissu celluleux rouge, l'affection tuberculeuse attaque indifféremment les os des membres et du tronc; chez l'adulte, au contraire, on ne l'observe que dans les os du tronc. Cette loi souffre fort peu d'exceptions, dont on trouverait peut-être l'explication dans une transformation tardive du tissu celluleux rouge en tissu celluleux adipeux. C'est dans le centre même du tissu osseux plutôt qu'à sa surface qu'ils prennent naissance; cela peut se constater plus facilement pour les tubercules enkystés que pour l'infiltration tuberculeuse, qui, étant ordinairement diffuse, gagne promptement la surface de l'os. Pour les os longs, les extrémités sont le siége le plus ordinaire des tubercules; il m'a paru qu'ils se développent plus souvent dans le noyau osseux épiphysaire que dans l'extrémité contiguë et renflée de la diaphyse. Cependant j'ai rencontré quelques cas, rares à la vérité, de tubercules enkystés qui s'étaient creusé une loge dans le tissu compacte de la diaphyse; mais je ne pourrais affirmer que la production accidentelle ne fût pas développée dans l'organe médullaire, et qu'elle n'eût détruit le tissu compacte que consécutivement; il faut remarquer que pour les os longs il y a une sorte de prédilection pour une des extrémités. Dans le fémur, l'extrémité inférieure est plus souvent affectée que la supérieure; c'est le contraire pour le tibia; pour l'humérus et les os de l'avant-bras, l'extrémité le plus souvent malade est l'extrémité cubitale.

Cette lésion organique a été observée sur presque tous les os du squelette; je crois pouvoir les classer dans l'ordre suivant, qui indique la fréquence de l'affection dans chacun d'eux:

1° Vertèbres ;

2° Tibia, fémur, humérus (chez les enfans) ;

3° Phalanges, métatarsiens, métacarpiens ;

4° Sternum et côtes, os iliaques ;

5° Apophyse pétrée du temporal ;

6° Os courts du tarse et du carpe.

Les os qui ne sont pas mentionnés dans ce tableau doivent être rapprochés de ceux avec lesquels ils ont le plus d'analogie de forme et de structure.

Étiologie. Je ne m'étendrai pas sur l'étiologie de l'affection tuberculeuse, car je ne pourrais que rappeler ici ce que l'on trouve partout sur les causes du tubercule en général ; je me bornerai à indiquer que c'est surtout dans l'enfance que cette altération se manifeste dans les os. Je l'ai rencontrée plusieurs fois sur des enfans de deux à trois ans ; elle commence à devenir moins commune vers l'âge de quatorze à quinze ans, bien qu'on la rencontre encore assez souvent à cet âge, et jusqu'à trente ans environ. Le sujet le plus âgé sur lequel je l'ai observée avait cinquante-cinq ans.

Je regrette de ne pouvoir étayer les propositions consignées dans les deux articles précédens, par un résultat statistique ; mais on concevra facilement que cette statistique ne pouvait être faite sans une connaissance exacte de la maladie, sans un moyen sûr de la distinguer des lésions organiques que l'on confond ordinairement avec elle.

Application des notions précédentes.

Jusqu'ici j'ai évité de faire aucune application des données que nous avons acquises, afin de ne point détourner l'attention de l'histoire générale de l'évolution tuberculeuse dans les os ; voyons maintenant à appliquer les connaissances que nous possédons. Je dois prévenir que mon intention n'est pas de donner une histoire complète des maladies que je vais passer en revue ; je me propose seulement de faire voir comment plusieurs points encore obscurs ou mal expliqués de leur histoire trouvent une explication satisfaisante dans les faits que je viens d'exposer, ayant des idées plus précises sur le degré et la cause de la gravité qu'elles peuvent nous présenter, nous serons, par cela même, conduits à une thérapeutique plus rationnelle.

J'examinerai successivement les tubercules, 1° de la colonne vertébrale (mal vertébral de *Pott*); 2° dans les extrémités épiphysaires des os longs, où ils constituent une variété de tumeur blanche; 3° dans les phalanges, les os du métacarpe et du métatarse; 4° dans le rocher.

La colonne vertébrale peut être le siége de tubercules enkystés ou d'une infiltration tuberculeuse : cette seconde forme se rencontre plus souvent que la première. Les tubercules peuvent se développer dans le corps des vertèbres ou dans leurs apophyses; ce que je vais dire s'appliquera surtout à l'affection tuberculeuse du corps, qui est sans contredit la plus commune, et qui seule donne lieu à la déformation de l'épine, connue sous le nom de gibbosité.

A. Lorsqu'un tubercule enkysté se développe dans le corps d'une ou de plusieurs vertèbres, il s'y creuse une cavité, et fait subir à l'os une perte de substance plus ou moins considérable; celui-ci s'affaiblissant de jour en jour à mesure que la cavité tuberculeuse acquiert plus de capacité, il arrive un moment où le corps de la vertèbre, réduit à une coque osseuse, n'est plus capable de soutenir le poids des parties qu'il doit supporter, et s'affaisse subitement; quelques-unes des colonnes ou des cloisons qui soutenaient les parois, bien que conservant leur structure normale et leur densité, se rompent, et les parois opposées du foyer se trouvent sinon mises en contact, du moins sensiblement rapprochées. La partie de la colonne vertébrale placée au-dessus de l'excavation tuberculeuse s'incline angulairement sur la partie inférieure, et la gibbosité se trouve ainsi produite presque instantanément; on trouve dans les auteurs plusieurs exemples de ces gibbosités qui se sont montrées subitement. Les parois étant ainsi rapprochées, la matière tuberculeuse se trouve en partie expulsée; le kyste s'hypertrophie, comble les vides qui pourraient encore exister dans le foyer, et subit la transformation fibreuse; les parties osseuses des masses apophysaires se consolident, se soudent dans leurs nouveaux rapports, et la guérison est complète. Lorsque l'on a occasion d'examiner les vertèbres plusieurs mois ou plusieurs années après la production de la gibbosité, on trouve sur le corps des vertèbres, sur leur pédicule, des solutions de continuité irrégulières, anguleuses, dans lesquelles on ne saurait méconnaître une fracture ancienne et consolidée. On peut voir dans la pl. n° 1 le dessin d'un corps de vertèbre qui présente une de ces fractures.

D'après la forme qu'a prise le corps de la vertèbre, la position et la direction de la fracture, on ne saurait douter que l'excavation tuberculeuse ait occupé la partie antérieure du corps de cet os, qu'il s'est affaissé, tandis que la partie postérieure, réduite à une lame mince, s'est fracturée presque transversalement, de manière que la solution de continuité passe au-dessus du pédicule du côté droit, tandis qu'elle occupe le milieu de la hauteur du pédicule gauche ; il existe un intervalle large d'une ligne environ entre les deux fragmens du corps; l'intervalle est de trois à quatre lignes entre les deux fragmens du pédicule, disposition qui résulte évidemment du mouvement de bascule du fragment supérieur sur l'inférieur. Vu de profil, le corps de la vertèbre présente deux plans obliques, convergeant en avant, où ils se réunissent, de sorte qu'une coupe verticale de ce corps représenterait un triangle dont le sommet serait dirigé en avant et la base en arrière : on peut voir que ce n'est pas par suite de l'usure que le corps a pris cette forme ; ces deux faces supérieure et inférieure sont intactes; on y trouve la rondelle épiphysaire ; la vertèbre placée au-dessus contenait un tubercule cru enkysté.

Ce mode de production des gibbosités est le plus simple ; mais il n'est pas, je pense, le plus commun; il est plus ordinaire de voir les parois de la cavité céder à la pression qu'elles supportent sans se fracturer, et dès-lors la gibbosité peut ne point se manifester aussi brusquement, bien que dans un temps assez court.

La destruction du tissu osseux, au lieu de s'arrêter, peut au contraire continuer ses progrès, soit qu'il se forme de nouveaux foyers qui viennent s'ouvrir dans l'enceinte du foyer primitif, soit que celui-ci s'agrandisse de jour en jour par le travail d'absorption qui a présidé à son développement. La destruction de tissu est quelquefois alors très-étendue ; plusieurs corps de vertèbres peuvent disparaître en totalité, sans que l'on trouve aucun fragment séparé, aucun résidu, pour ainsi dire, des vertèbres détruites. J'ai vu sur un enfant la destruction complète des quatre dernières vertèbres cervicales et de la première dorsale ; la colonne cervicale s'était fléchie en avant de manière à former un angle droit avec la portion dorsale ; le corps de la troisième vertèbre du cou appuyait par sa face antérieure sur la face supérieure du corps de la seconde vertèbre dorsale. J'ai rencontré plusieurs fois cette disposition, que l'on s'explique facilement en considérant que la partie postérieure des deux vertèbres qui limitent l'excavation étant tenue à distance par les masses apophysaires, la vertèbre supérieure doit exécuter un mouvement de quart de cercle en tournant autour d'un axe fictif qui passerait par ses deux trous de conjugaison. En vertu de ce mouvement, sa partie antérieure se tourne directement en bas, tandis que sa face inférieure regarde en arrière ; il résulte en outre de ce mouvement de bascule que la portion du ligament vertébral antérieur qui correspondait aux vertèbres détruites se trouve entraînée par suite de son union avec la vertèbre supérieure dans l'intervalle des deux corps vertébraux, entre lesquels il fait l'office d'un fibro-cartilage, en s'adossant à lui-même. On trouve un exemple remarquable de cette destruction dans la Xe observation de M. *Nichet :* huit corps des vertèbres dorsale ont totalement disparu ; la deuxième et la onzième vertèbre dorsales, qui forment les limites supérieure et inférieure de cette destruction, sont unies par une membrane fibreuse, épaisse, qui ne fait en avant aucune saillie. A l'occasion de l'observation précédente, M. *Nichet* se pose la question suivante : « Mais comment la lésion organique a-t-elle procédé pour faire disparaître une aussi vaste étendue de la tige vertébrale ? » Une analyse du passage de M. *Nichet* pourra, je pense, nous servir à préciser nos idées sur ce point. M. *Nichet* s'exprime ainsi : « Généralement, cette destruc- « tion peut avoir lieu de plusieurs manières ; 1° lors- « que le tubercule attaque le corps d'une vertèbre, il « y creuse des vides si larges, il le réduit à des cloi- « sons si minces, qu'il devient incapable de suppor- « ter les parties supérieures ; il se brise en éclats, « et la flexion de l'épine se produit brusquement ; « 2° les tubercules situés au devant du corps d'une « ou de plusieurs vertèbres les usent d'avant en ar- « rière ; 3° lorsque le tubercule, développé dans un « cartilage, a opéré sa destruction, les deux vertè- « bres qu'il séparait s'usent par le frottement ; puis « vient le tour des cartilages et des vertèbres qui sui- « vent, sans cesse rapprochées par la flexion de plus « en plus prononcée de la colonne. C'est vraisem- « blablement par ce dernier procédé qu'ont disparu « les vertèbres chez le sujet de l'observation précé- « dente ; l'écrasement brusque aurait laissé des sé- « questres osseux dont nous n'avons trouvé aucune « trace. » (Page 26.)

Tous les auteurs qui depuis *Galien* ont parlé des tubercules vertébraux ont répété comme à l'envi que les tubercules placés au devant des vertèbres les usent d'avant en arrière, sans qu'il soit possible d'attacher aucun sens précis à ce qu'ils entendent par cette usure. Quelquefois on trouve une dépression au devant du corps des vertèbres, dans le point qui correspond à un dépôt tuberculeux; mais cette perte de substance n'est pas plus une usure que la dépression qui correspond sur un os au passage d'une artère. Dans le passage n° 3, M. *Nichet* s'explique plus complètement; il suppose qu'un tubercule, développé d'abord dans le cartilage, a opéré sa destruction, et que les deux vertèbres qui étaient séparées par ce cartilage, une fois mises en contact, se sont usées par frottement. Mais voyons premièrement sur quoi se fonde cette opinion que le tubercule s'est développé d'abord dans le cartilage, et non dans le tissu osseux. Si l'on trouve un dépôt tuberculeux dans la portion de cartilage qui *a survécu à la destruction du corps de la neuvième et de la dixième vertèbre dorsale*, n'en trouve-t-on pas également dans le corps même de la douzième vertèbre dorsale? En outre, pour prouver que le tubercule qui s'est développé dans le cartilage inter-vertébral y a bien pris naissance, et qu'il n'est pas le résultat de l'extension de l'affection du tissu osseux voisin, il faudrait qu'il fût enveloppé de tous côtés par le cartilage intact. Or, l'auteur ne s'explique point à ce sujet. Je trouve donc déjà, dans l'observation même de M. *Nickel*, deux raisons, sinon de rejeter son explication, au moins de la considérer comme manquant de preuves suffisantes. (J'aurai occasion de revenir sur le développement primitif de l'affection tuberculeuse dans les cartilages, et j'espère démontrer que c'est là un fait extrêmement rare, bien que l'on professe encore le contraire.)

« Les deux vertèbres, dit-il, s'usent par le frottement; puis vient le tour des cartilages et des vertèbres qui suivent.... C'est vraisemblablement par ce dernier procédé qu'ont disparu les vertèbres chez le sujet de l'observation précédente. » Voyons les preuves. « L'écrasement brusque des vertèbres aurait laissé des séquestres osseux dont nous n'avons trouvé aucune trace. » Ainsi, à cause de ce seul fait qu'on ne rencontre pas de séquestres osseux, M. *Nichet* rejette la supposition d'un écrasement brusque, et se croit d'emblée autorisé à admettre une usure mécanique; mais rien ne le forçait à admettre un écrasement brusque; on peut bien supposer un affaissement graduel sans fracture; et lors même que l'on admettrait une fracture, rien ne prouverait encore que les fragmens dussent se nécroser; car, comme l'a très-bien vu M. *Nichet*, le tissu qui avoisine les excavations tuberculeuses n'a subi aucune altération; il est dans un état parfaitement normal. (Nous savons en outre que les séquestres que l'on trouve dans les foyers tuberculeux reconnaissent pour cause une altération *sui generis* du tissu osseux, et non des fractures comme le suppose M. *Nichet*.

Voyons maintenant quels sont les faits qui militent contre la supposition de l'usure mécanique; je ne dirai pas qu'il répugne d'admettre que des tissus vivans, qui sont le siége d'une circulation active, puissent ainsi être détruits, sans que le plus souvent il se manifeste aucune réaction propre à limiter ce travail de destruction; cependant, il faut en convenir, ce fait sortirait de la loi commune qui régit les phénomènes pathologiques; mais si nous admettons un phénomène purement mécanique, nous devons l'admettre avec toutes ses conséquences. Or, il est impossible que des vertèbres qui s'usent par frottement réciproque ne produisent pas de débris, de résidu osseux; mais l'observation nous apprend que ce n'est jamais dans le cas qui nous occupe que l'on trouve cette poussière osseuse, indice d'une destruction par usure. Dans le cas cité par M. *Nichet*, huit corps de vertèbre ont entièrement disparu, et l'on ne trouve, après une aussi vaste destruction, qu'une cuillerée de matière *molle butireuse*, tuberculeuse, en un mot, sans aucune parcelle osseuse. Si l'absorption des liquides ou des matières susceptibles de se ramollir, de passer à l'état fluide, s'observe tous les jours, je ne pense pas que l'on soit tenté d'admettre un seul instant qu'une poussière inorganique, véritable corps étranger, puisse être reprise par les voies de l'absorption. Je ne crois pas nécessaire d'appuyer ce fait de nouvelles preuves.

Revenons maintenant à la question telle que l'a posée M. *Nichet*. Comment la lésion organique at-elle produit la destruction des tissus? Je ne pense pas qu'il soit nécessaire, pour expliquer les faits, de faire intervenir une nouvelle cause. Cette destruction me paraît en tout analogue à celle qui s'opère au centre de chaque corps vertébral, c'est-à-dire une absorption de tissu. L'étendue des tissus détruits fait seule la différence. Une cavité se creuse dans une vertèbre, elle se propage dans tous les sens, elle détruit les fibro-cartilages qui la séparent des vertèbres voisines, elle envahit et détruit ces vertèbres successivement. La matière tuberculeuse est en partie évacuée, en partie résorbée; les extrémités opposées de l'excavation se rapprochent, et le vide se trouve ainsi comblé. On conçoit dès-lors comment la gibbosité, après s'être montrée plus ou moins rapidement, peut s'accroître de jour en jour par suite de la destruction progressive, et il ne faut point perdre de vue que les parois du foyer ne sauraient être mises en contact sans la flexion anguleuse de la colonne épinière.

Dans quelques cas, on voit des jetées osseuses qui, s'étendant d'une vertèbre à l'autre, représentent pour ainsi dire des attelles osseuses, destinées à soutenir la colonne vertébrale affaiblie par la perte de substance qu'elle a subie. Ces productions osseuses conservent à la colonne vertébrale sa rectitude normale; mais elles s'opposent au rapprochement des parois du foyer, qui ne peut alors être comblé. On voit que, loin de considérer ces ponts osseux comme une circonstance favorable de la maladie, je n'hésite pas à voir en eux un obstacle au mécanisme ordinaire de guérison spontanée; les mêmes idées nous portent à poser en principe, que toute tentative propre à s'opposer à la production de la gibbosité doit être considérée comme irrationnelle. Tous les efforts du médecin doivent tendre, non pas à combattre la gibbosité, mais à suspendre la sécrétion tuberculeuse, source de tous les accidens. Une chose digne de remarque, c'est que le ligament vertébral antérieur s'ossifie souvent pour produire ces colonnes osseuses de renforcement, tandis que l'on n'observe que très-rarement, si même on l'observe, l'ossification du ligament postérieur, circonstance heureuse et qui tend à rendre moins communes les compressions de la moelle épinière.

B. La colonne vertébrale est souvent le siége d'une infiltration tuberculeuse qui se présente ordinairement sous une forme diffuse; il est rare qu'il n'y ait qu'un ou deux corps de vertèbres affectés; le plus souvent on en trouve plusieurs, cinq ou six, par exemple, complètement dénudés, privés de périoste, séparés du ligament vertébral antérieur par une collection tuberculeuse puriforme; le tissu osseux ainsi dénudé est d'un jaune grisâtre, et semble abreuvé de pus; il a conservé sa forme normale, et ne présente que très-rarement de petites végétations osseuses à sa surface ; il possède une dureté plus considérable que dans les vertèbres saines. (Carie superficielle des auteurs.)

Cherchons à analyser les phénomènes qui résultent de cette forme de l'affection tuberculeuse des vertèbres, comme nous avons analysé ceux de la première dans le paragraphe précédent. Premièrement, comment se forme la gibbosité dans le cas qui nous occupe? deux causes concourent à sa production : 1° la destruction des fibro-cartilages inter-vertébraux; 2° l'usure des corps des vertèbres.

Destruction des fibro-cartilages inter-vertébraux. On voit souvent dans cette variété une destruction complète d'un ou de plusieurs disques inter-vertébraux ; à peine en retrouve-t-on quelques débris encore accolés aux deux surfaces osseuses qui leur donnaient insertion. La région malade de l'épine ressemble alors beaucoup à ces tronçons de colonne vertébrale dont les disques ont été presque complètement détruits par une macération prolongée, tandis que les os ont conservé leur forme et leur aspect normal. C'est ce qui a fait dire que la maladie commence souvent par les cartilages inter-vertébraux ; mais il faut y prendre garde, on n'a fait là qu'une fausse application d'un principe vrai et d'une application journalière dans les recherches d'anatomie pathologique. En effet, on conçoit que s'il s'agissait de deux organes formés d'un même tissu et placés dans les mêmes conditions, on serait autorisé à conclure que le plus altéré des deux a été le premier affecté. Mais ici il s'agit d'organes formés de deux tissus différens; d'une part, le tissu osseux, d'autre part le tissu fibreux; la conclusion cesse donc d'être légitime. On conçoit que cette erreur a dû s'accréditer avec d'autant plus de facilité, que les auteurs étaient préoccupés de l'idée que les vertèbres malades devaient être ramollies; or, comme ils les trouvaient dures et solides, ils n'hésitaient pas à conclure que les vertèbres étaient à peine malades à la surface, tandis que les cartilages, complètement détruits, leur paraissaient être le point de départ de la maladie vertébrale. Laissant de côté tout raisonnement basé sur des faits incomplètement observés, recherchons ce que l'observation nous apprend sur le point qui nous occupe : 1° il est fréquent de trouver une infiltration gélatiniforme de matière tuberculeuse dans le corps d'une vertèbre, sans aucune altération des fibro-cartilages; 2° l'infiltration puriforme, au contraire, lorsqu'elle est parvenue à la surface d'implantation du cartilage, est toujours accompagnée d'une altération de ces cartilages, et je n'ai jamais rencontré cette altération que dans cette circonstance; 3° cette destruction du cartilage a toujours les mêmes limites que la tache d'infiltration que l'on observe à la surface du tissu osseux : ainsi, par exemple, si un corps de vertèbre n'est infiltré que dans une de ses moitiés latérales, le cartilage inter-vertébral ne sera détruit que dans la moitié qui correspond à la lésion du tissu osseux; 4° si un seul corps de vertèbre présente cette infiltration, la destruction ne s'étend pas à toute l'épaisseur du disque fibreux : elle se trouve bornée à la partie qui était en contact avec la surface osseuse infiltrée. Il y a donc une corrélation des plus exactes entre l'infiltration puriforme du tissu osseux et la destruction des fibro-cartilages. Or, comme l'infiltration puriforme est toujours consécutive à l'infiltration demi-transparente, nous sommes en droit d'en conclure que l'altération des cartilages est de même consécutive à cette infiltration, par conséquent consécutive à l'altération du tissu osseux. On trouve, je le sais, dans plusieurs des observations de M. *Nichet*, quelques faits qui semblent contraires à cette conclusion : ainsi, par exemple, l'observation V°, dans laquelle il dit que le cartilage qui unissait les deux vertèbres a complètement disparu, les surfaces laissées à nu par le cartilage détruit sont tout à fait intactes. Il ne s'agit ici que de s'entendre sur les mots, et il est probable que ces surfaces, réputées intactes parce qu'elles étaient lisses, non déformées, et qu'elles conservaient leur dureté normale, m'auraient cependant présenté quelques-uns des caractères d'une véritable infiltration. L'observation n° IV est la seule dans laquelle il semble qu'un tubercule se soit développé dans un fibro-cartilage, comme complication d'une infiltration tuberculeuse. Pour moi, comme je n'ai jamais observé un seul cas semblable, bien que j'aie eu de nombreuses occasions de multiplier mes observations, je crois devoir regarder le fait unique consigné dans l'ouvrage de M. *Nichet* comme un fait exceptionnel.

Les notions que nous fournit l'anatomie sur les conditions de vitalité des fibro-cartilages nous expliquent d'ailleurs fort bien la série des phénomènes. Ainsi, presque tous les vaisseaux qui pénètrent les fibro-cartilages arrivent à leurs deux faces, après avoir traversé le tissu osseux des vertèbres. Qu'arrive-t-il lorsqu'un de ces fibro-cartilages se trouve compris entre deux corps de vertèbres affectées d'infiltration puriforme? Comme toute vascularité se trouve anéantie dans le tissu osseux contigu au cartilage, toutes les communications vasculaires de ce cartilage se trouvent interrompues, ou du moins modifiées d'une manière notable. Ce fibro-cartilage, privé de ses élémens de circulation et de nutrition, meurt, et dès-lors, soumis aux lois chimiques, il se détruit par un mécanisme analogue à la destruction par macération. C'est une chose bien connue des chirurgiens et des anatomistes, que l'odeur de macération que nous présente le pus qui provient des prétendues caries vertébrales. Combien de fois n'avons-nous pas entendu M. *Dupuytren* attirer l'attention sur ce point d'observation, auquel il accordait beaucoup d'importance !

2° *Usure des vertèbres.* Dès qu'un ou plusieurs cartilages se trouvent détruits, on voit la colonne vertébrale se courber en avant; mais il n'y a pas encore de gibbosité proprement dite. Les corps des vertèbres qui ne sont point encore déformés se mettent en contact par leurs faces correspondantes, et c'est alors que l'on observe une véritable usure résultat du frottement. Comme la partie postérieure du corps des vertèbres se trouve fixée par les apophyses articulaires, comme le poids des viscères tend à infléchir la colonne en avant, c'est surtout la partie antérieure de chaque corps qui éprouve le frottement et l'usure; on voit alors chaque portion de cylindre se tailler en forme de coin, dont la base est tournée en arrière et le sommet en avant. La gibbosité se prononce alors, mais d'une manière graduelle et progressive. L'on voit que j'admets pour l'infiltration tuberculeuse cette usure mécanique que j'ai rejetée précédemment; mais il faut bien remarquer qu'ici les circonstances sont toutes différentes: j'admets l'usure du tissu osseux nécrosé, et non celle du tissu osseux vivant; je suis, en outre, autorisé à l'admettre par la forme de coin que prend constamment le corps des vertèbres qui s'usent, et par la présence d'un résidu de poussière osseuse que l'on trouve constamment alors dans le foyer, ou dans la sanie purulente qui s'en écoule.

A cette cause de destruction il s'en adjoint bientôt une autre ; c'est la séparation des fragmens nécrosés, quelquefois de la totalité d'un corps de vertèbre. Ces séquestres tombent dans le foyer, au milieu duquel ils restent libres, et dans lequel ils entretiennent par leur présence une suppuration abondante. Quelquefois les deux variétés de cette affection se trouvent réunies sur la même colonne, de sorte qu'il y a pour ainsi dire fusion des caractères propres à chacune d'elles.

Des données précédentes on peut conclure que les deux variétés de l'affection tuberculeuse des vertèbres diffèrent notablement entre elles, sous le rapport de leurs phénomènes essentiels et sous le rapport de leur gravité. La première me paraît seule susceptible de guérison ; la seconde est toujours incurable, parce qu'elle attaque ordinairement une grande étendue de la colonne épinière, mais surtout à cause des séquestres, véritables corps étrangers, qui entretiennent une suppuration profonde et intarissable. On voit de suite comment nous expliquons maintenant cette opinion, qui d'abord paraît un véritable paradoxe chirurgical, savoir : que la carie profonde est seule susceptible de guérison, tandis que la carie superficielle est ordinairement incurable. La première s'annonce par une gibbosité qui paraît quelquefois brusquement, mais toujours assez rapidement; la seconde, par une déformation qui ne se manifeste qu'à la longue et d'une manière insensible. Ainsi, toutes choses égales d'ailleurs, l'apparition prompte d'une gibbosité, dans un cas de maladie vertébrale, doit être considérée comme une circonstance plutôt heureuse que défavorable; car il est pour nous l'indice de l'existence de la première forme de cette affection, qui seule, avons-nous dit, est susceptible de guérison.

Tubercules des extrémités articulaires des os longs.

L'affection tuberculeuse siégeant dans les extrémités spongieuses des os longs, par conséquent dans le voisinage des articulations, donne lieu à des phénomènes pathologiques divers, généralement compris sous la dénomination collective de tumeur blanche. Ces phénomènes doivent être étudiés séparément pour chacune des deux variétés de l'affection tuberculeuse du tissu osseux. Je ne parlerai pas ici des phénomènes secondaires de ces tumeurs blanches, tels que la douleur, l'engorgement des tissus qui entourent l'articulation, les abcès tuberculeux, les fistules qui leur succèdent; ces détails appartiendraient à une histoire complète de la tumeur blanche tuberculeuse; je m'arrêterai seulement sur deux points, que l'on peut considérer comme propres à caractériser ces deux variétés.

A. Lorsqu'un tubercule enkysté se développe dans l'extrémité d'un os long, il est d'abord enfermé au centre du tissu spongieux de l'os, à peu de distance de la cavité articulaire; il s'accroît dans tous les sens, et s'approche graduellement, d'une part, de la cavité articulaire, et, d'autre part, de la partie périphérique de l'os placé hors de l'articulation. Si, par les progrès de son développement, il arrive plus promptement à la surface non articulaire, il se vide dans le tissu cellulaire voisin; un foyer se forme, s'accroît, s'ouvre; une fistule lui succède; le kyste tuberculeux s'hypertrophie, oblitère la cavité de l'os, et la guérison spontanée est assez commune dans ce cas. Mais si, au contraire, le tubercule arrive d'abord à la cavité articulaire, soit parce qu'il a pris naissance à peu de distance de cette cavité, soit parce que des couches osseuses de nouvelle formation, s'accumulant dans les points recouverts de périoste, reculent pour ainsi dire incessamment la périphérie de l'os, le cartilage diarthrodial est alors perforé, la matière tuberculeuse s'épanche dans l'articulation, et détermine subitement une arthrite des plus intenses, qui s'accompagne des symptômes locaux et généraux les plus graves, et peut être suivie d'une désorganisation presque complète de toutes les parties articulaires. J'ai vu plusieurs exemples de cette terminaison malheureuse de l'affection tuberculeuse. Un enfant de douze ans présentait plusieurs des caractères que l'on a coutume de regarder comme propres à la constitution lymphatique, mais se portait bien d'ailleurs; il éprouvait, à des intervalles éloignés, dans l'articulation du genou, une sensation de fatigue passagère; il pouvait cependant marcher, courir, exécuter, en un mot, tous les mouvemens étendus ou rapides, sans rappeler ses douleurs, sans éprouver la moindre gêne dans les mouvemens. Tout à coup une douleur violente se manifeste dans l'articulation du genou gauche; cette douleur s'accroît le lendemain et les jours suivans; l'articulation se gonfle, devient rouge; un abcès se forme dans son voisinage; cet abcès s'ouvre; il s'écoule au dehors un liquide purulent contenant quelques flocons tuberculeux. La suppuration continue; elle épuise graduellement le malade, qui succombe. A l'autopsie, je trouve la cavité articulaire pleine de pus, et une perforation circulaire large de quatre lignes environ, siégeant entre les deux condyles du fémur, et répondant à une cavité globuleuse tapissée par une membrane très-vasculaire, d'une demi-ligne d'épaisseur, dans laquelle il était facile de reconnaître l'enveloppe d'un tubercule du tissu osseux. Autour de cette perforation, le cartilage diarthrodial n'avait point été notablement modifié; seulement il avait perdu son poli habituel; la membrane synoviale présentait une surface rugueuse et terne, recouverte dans quelques points par une couche albumineuse. Les vaisseaux capillaires sous-séreux, extrêmement apparens, formaient un réseau rouge violacé, que l'on apercevait à travers le feuillet séreux. La planche Ire, n° 3, représente un fait semblable à celui que je viens de rapporter, et qui a été recueilli par M. *Rufz*, à l'hôpital des Enfans malades. J'ai eu l'occasion de voir un autre cas de perforation tuberculeuse du cartilage diarthrodial chez un autre enfant, qui succomba à une pneumonie lobulaire, suite de rougeole, deux mois après l'invasion des accidens articulaires, qui avaient été pris, à cause de leur apparition subite, pour un rhumatisme. Sur un petit malade que l'on a pu observer pendant près d'une année à l'Hôtel-Dieu, dans la salle Sainte-Marthe, une arthrite coxo-fémorale s'annonça subitement par une douleur extrêmement violente dans la hanche droite; plusieurs abcès se formèrent, et laissèrent écouler d'abord une matière séreuse louche, tenant en suspension des flocons tuberculeux; les accidens généraux et locaux finirent par se calmer; la suppuration se tarit, et la guérison fut complète. N'est-on pas conduit à soupçonner que chez cet enfant la maladie de la hanche avait eu pour point de départ un tubercule dont le kyste s'est ouvert dans l'articulation, et dont le foyer a fini par se combler?

B. Une infiltration tuberculeuse peut se développer dans l'extrémité épiphysaire d'un os long, sans envahir la portion de cet os qui forme la surface articulaire. La partie infiltrée se nécrose, l'élimination s'opère, et l'extraction du séquestre amène promptement la guérison. Mais il n'en est plus de même lorsque l'infiltration se propage jusqu'à la surface de l'os revêtue de cartilage. En effet, 1° ce cartilage ne tarde pas à disparaître, et le mécanisme de sa destruction est sans doute analogue à celui suivant lequel se détruisent les cartilages inter-vertébraux. C'est du moins l'opinion qui paraît la plus probable, si l'on considère l'identité des principales circonstances pathologiques. Mais il est un fait digne de remarque, c'est que la destruction de ce cartilage n'est pas toujours, comme dans le cas précédent, suivie d'un épanchement purulent dans la cavité articulaire; il est au contraire assez commun de voir cette cavité oblitérée avant la destruction complète du cartilage qui revêt la portion osseuse infiltrée; cette différence peut tenir à ce que, dans le premier cas, l'affection du tissu osseux est ordinairement bornée à un point très-restreint, à ce que le tubercule enkysté détruit le cartilage sans l'altérer dans les points qui entourent la perforation, sans exciter de réaction inflammatoire dans les tissus voisins; tandis que l'infiltration, ordinairement diffuse et affectant une surface plus étendue, détermine dans la cavité séreuse une inflammation qui amène l'oblitération de cette cavité. Après la destruction du cartilage, la partie infiltrée se nécrose, se sépare. C'est alors que l'on trouve ces portions osseuses blanches, dures, éburnées, contenues dans la cavité articulaire. Il est aisé de voir comment ce fait, signalé par *Boyer*, fait qui lui paraissait si étrange, trouve maintenant une explication rigoureuse. Ces séquestres, enfermés dans le foyer articulaire, entretiennent une suppuration qui peut se prolonger pendant plusieurs années, et entraîner le marasme et la mort. On voit de suite que le traitement le plus rationnel, dans ce cas, serait l'extraction des séquestres, la résection des extrémités osseuses malades se trouvant pour ainsi dire faite spontanément; mais, il faut l'avouer, il est rare que l'on puisse préciser assez le diagnostic pour se décider à agir dans cette circonstance. Nos efforts doivent donc tendre à faire cesser cette incertitude, et nous pourrons seulement alors nous réjouir d'avoir guéri une maladie dont on ne parvient ordinairement à conjurer le danger qu'au prix d'une mutilation.

Chez les enfans, la forme des extrémités osseuses qui présentent cette infiltration est bientôt modifiée d'une manière notable: cela tient à ce que le développement de la partie infiltrée ne tarde point à s'arrêter. Ainsi, que l'on suppose une infiltration occupant un des condyles du fémur, tandis que l'autre est parfaitement sain: celui-ci continuera seul à s'accroître, et il y aura bientôt une déformation dépendant de ce développement inégal. Cette première déformation du fémur entraînera bientôt une déformation du tibia, dont un des condyles se développera outre mesure, et comblera le vide qui tend à se former dans l'articulation.

On a pu voir, d'après ce court exposé des deux variétés de l'affection tuberculeuse des articulations, qu'il y a une analogie frappante entre elles et l'affection tuberculeuse pulmonaire considérée sous le rapport des perforations. Ainsi, la première variété correspond aux cas où il existe seulement un petit nombre de tubercules pulmonaires, dont un s'ouvre dans la plèvre et détermine subitement une pleurésie aiguë; tandis que l'infiltration tuberculeuse, ordinairement diffuse, correspond au cas où une grande quantité de tubercules occupant le poumon, il se forme entre les deux feuillets de la plèvre des adhérences qui empêchent l'épanchement de la matière ramollie dans sa cavité.

Après avoir pour ainsi dire donné la clef de ces applications des données générales, je me bornerai à quelques indications pour ce qui a rapport aux tubercules des autres régions du tissu osseux.

Les phalanges des doigts et des orteils, les os du métacarpe et du métatarse, présentent souvent la première variété de l'affection tuberculeuse, qui constitue le spina-ventosa des enfans, maladie qui n'a pas la moindre analogie avec le spina-ventosa des adultes, guérit presque toujours spontanément, et n'exige jamais l'amputation.

Certaines otites chroniques, surtout chez les phthisiques, ne sont souvent que le résultat de la fonte d'un tubercule enkysté, qui s'est ouvert dans la caisse du tympan ou le conduit auditif externe. J'en ai rencontré trois cas chez des enfans; un quatrième, trouvé chez un adulte phthisique, a été montré à la Société anatomique par M. *Tonnellier.*

Les nécroses centrales du calcanéum ne sont souvent, surtout chez les enfans, que le résultat d'une infiltration tuberculeuse, qui a déterminé la nécrose de la partie infiltrée. On peut s'en convaincre en examinant le séquestre, qui présente une augmentation de densité, dépendant de l'hypertrophie interstitielle.

Je pense en avoir dit assez pour faire entrevoir que la connaissance de l'affection tuberculeuse des os jette un nouveau jour sur l'histoire de plusieurs des maladies de ce tissu; de plus longs détails appartiendraient à une description complète de ces maladies.

FIN.

EXPLICATION DES PLANCHES.

Planche I.

Fig. 1. Fragment de l'extrémité supérieure d'un fémur : on voit, vers le milieu de sa hauteur, une agglomération de granulations grises demi-transparentes.

Fig. 2. Elle représente la face postérieure du corps de la dixième vertèbre dorsale. L'apophyse épineuse a été enlevée par deux traits de scie portant sur chacune des lames. On voit sur le corps de la vertèbre une fracture presque transversale, passant au-dessus du pédicule du côté droit et divisant celui du côté gauche. Les deux fragmens sont réunis par un cal osseux dans leurs nouveaux rapports.

Fig. 3. Extrémité inférieure d'un fémur d'enfant, présentant sur le condyle interne une excavation sphérique encore remplie par de la matière tuberculeuse, et communiquant avec la cavité articulaire du genou par une large perforation arrondie.

Planche II.

Fig. 1. Coupe verticale du corps d'une vertèbre lombaire ; la macération a détruit la matière qui remplissait les cellules osseuses. Cette planche a pour but de faire voir l'hypertrophie interstitielle du tissu osseux. La partie inférieure de la surface de section nous présente le tissu spongieux à l'état normal ; dans la partie supérieure, les cellules sont presque complètement oblitérées par l'hypertrophie de leurs parois ; vers le milieu se trouve la coupe des canaux qui correspondent au passage des veines.

Fig. 2. Coupe verticale antéro-postérieure de la colonne lombaire ; elle nous montre une excavation tuberculeuse occupant la partie postérieure du corps de la troisième et de la quatrième vertèbre.

www.ingramcontent.com/pod-product-compliance
Ingram Content Group UK Ltd.
Pitfield, Milton Keynes, MK11 3LW, UK
UKHW031938260826
14628UKWH00004B/1703

9 782014 032376